AF573570

A PROPOS

D'UNE

ÉPIDÉMIE DE DYSSENTERIE

dans la commune d'Asselborn.

Par le Dr. Ad. BUFFET,

Médecin à Wilwerwiltz.

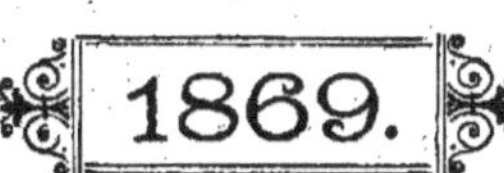

1869.

A PROPOS

d'une

ÉPIDÉMIE DE DYSSENTERIE

dans la commune d'Asselborn.

Par le Dr BUFFET, médecin à Wilwerwiltz.

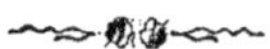

> C'est dans les villages et non dans les villes populeuses que le mode d'extension des maladies peut être étudié avec fruit et leur caractère contagieux, infectieux ou simplement épidémique plus facilement déterminé.
>
> (Chomel : traité de path. gén.)

L'épigraphe inscrite en tête de cette notice en dit toutes les tendances; c'est pourquoi elle se trouve placée là. Il se peut en effet que la présente étude n'offre pas l'utilité que le lecteur est en droit de demander à tout article publié; en ce cas la sincérité et l'intention de bien faire réfugiées sous le grand nom de Chomel feront absoudre ce premier essai.

Les dernières épidémies n'ont que trop clairement mis au jour une vérité que plus aucun n'est en droit de contester :

C'est dans les villages, au milieu de populations peu nombreuses que doit être tenté la résolution des grandes questions d'étiologie médicale, d'épidémiologie surtout; car ce n'est que dans ces conditions que le médecin trouvera réunis et limités tous les éléments du problème et qu'il pourra les dominer, les saisir tous à la fois. Quelle glorieuse tâche pour le médecin de campagne!

L'été de la présente année fut exceptionnellement chaud et sec et fécond en diarrhées saisonnières. Les présomptions relatives aux conséquences de ces faits avancées à l'académie de médecine par le professeur Chauffard furent malheureusement réalisées; la fin de la saison estivale vit naître des épidémies de dyssenterie. Je ne sache pas cependant qu'à la mi-juillet et alors que déjà quelques villages-frontières de la Belgique étaient rudement éprouvés, un seul cas de dyssenterie ait été observé dans le pays.

C'est après l'époque indiquée, à la fin de juillet, que la maladie prit racine dans quelques sections de la commune d'Asselborn. C'était la première épidemie du genre que j'allais observer.

M'évertuant à visiter les malades aussi souvent que possible, je pris aux lits mêmes des notes que je comparai avec ce que j'avais pu apprendre ailleurs; c'est ainsi que je suis arrivé à me former sur la dyssenterie et les affections miasmatiques en général les vues que je vais essayer d'exposer.

Je tiens à faire savoir que j'écarte bien loin toute idée même de priorité; je ne me dissimule pas non plus les nombreuses lacunes que dénotera ce petit travail. Instruits par l'expérience nous savons tous que les exigences d'une clientèle fort disséminée, les distances à parcourir, l'ignorance, le préjugé et l'incurie, la misère souvent, la malpropreté presque toujours sont autant d'alliés naturels des épidémies sévissant dans les communes rurales; ennemis fréquemment plus difficiles à combattre que la maladie même, et ne nous laissant guère de loisir pour l'étude.

La commune d'Asselborn est constituée par de petits villages parmi lesquels je nommerai Asselborn, Rumelange et Boxhorn. Ces endroits sont situés dans le Nord des Ardennes, à huit kilomètres de la frontière belge, géologiquement parlant, sur la formation tertiaire. Le sol en est constitué par des terres dites froides, légères ou bien argileuses, l'argile préférant les fonds.

Une vallée mère se dirigeant du nord-ouest au sud-est, peu profonde d'ailleurs, et dans laquelle serpente sur un lit d'argile grise le ruisseau jadis destiné à relier la Meuse à la Moselle, sépare Asselborn à l'occident des deux autres localités susnommées et sises du côté opposé.

Ces trois endroits sont construits sur les hauteurs, au début de petits affluents à la vallée principale. Celle-ci a été convertie en prés marécageux à fond argilo-tourbeux. Le ruisseau quoique se réduisant fort en été, ne cesse pourtant jamais de couler. Les tourbières, de qualité inférieure, sont peu exploitées.

La distance entre Asselborn et les villages de Rumelange et Boxhorn est d'environ 3½ kilomètres. Eloignés l'un de l'autre de quinze cents mètres, les deux derniers nommés sont séparés par une légère élévation du plateau dominant et longeant la vallée principale. Les communications sont établies par trois chemins, le premier se rendant d'Asselborn à la vallée et remontant de l'autre côté vers Rumelange, le second débouchant à un et demi kilomètre plus bas pour s'élever vers Boxhorn et le troisième reliant Boxhorn et Rumelange.

Les populations de ces villages cultivent avec peine un sol avare et sont généralement peu aisées; le climat y est d'une rigueur qui a fait dire „qu'il y fait neuf mois hiver et trois mois froid."

Une nourriture presqu'exclusivement végétale, des habitations insalubres et des habitudes malpropres, de mauvais puits le plus souvent construits extérieurement et tout contre les fosses à fumier, des eaux pourries et de la boue ordinairement, de la puanteur partout — qui de nos collègues de l'Oesling ne reconnaît à ces traits, les pauvres villages de la bruyère? Il y a sans doute d'honorables exceptions, mais que ne sont-elles plus nombreuses!

L'action incessante de tant de causes déprimantes a dû nécessairement amener une certaine dégradation de la race et faire éclore ici l'ensemble affligeant des floraisons strumeuse et autres.

Les nombreux mariages entre consanguins n'ont pas peu contribué à cet état de choses. Aussi les maladies chroniques sont-elles tellement fréquentes qu'elles comptent pour plus d'une bonne moitié dans le fond de notre clientèle.

Les affections catharrale et typhoïde y sont endémiques et les inflammations des voies respiratoires fréquentes au printemps et en automne. Il est fort heureux que dame nature balaie incessamment ces endroits, car sans l'action nettoyante des vents, les affections infectieuses y seraient plus fréquentes encore, et la fièvre intermittante, rare actuellement y prendrait certainement droit de domicile.

Et dire que le choléra les a épargnés!

C'est le 12 juillet que le nommé K... Jean, veuf, âgé de 62 ans, hatitant une maisonnette au fond de la vallée, sur le chemin d'Asselborn à Rumelange se rendit à Gouvy pour visiter des parents, à l'époque même où la dyssenterie y faisait grasse moisson. La crête de partage de la Meuse et de la Moselle sépare les deux endroits, distants l'un de l'autre d'à peu près deux lieues.

Deux jours après Jean K... revint de Gouvy bien portant et alla piquer la meule d'une huilerie voisine. Vers la soirée du même jour et sa besogne non encore achevée, il éprouva un malaise général accompagné de mauvaise bouche et de pesanteur dans le ventre. Il mangea peu et prit un grand verre d'eau-de-vie avant de se coucher.

Ayant eu du dévoiement pendant la nuit et son indisposition ayant augmenté, K... s'en retourna chez lui le lendemain, mettant sur le compte des émanations huileuses de la meule le dérangement qu'il éprouvait.

Cependant et malgré quantité de petits verres pris dans cet intervalle, la maladie avait été en augmentant jusqu'au 29 juillet, jour où le malade dépêcha quelqu'un vers moi pour demander une ordonnance.

L'envoyé me dit que Jean K... avait trainé jusqu'à ce jour sans vouloir s'aliter; qu'il était fort affaibli; que les selles d'abord demi-liquides et fécales, puis glaireuses, liquides et teintes de sang, avaient passé ensuite par toutes les phases imaginables de nature et d'aspect; que les derniers jours elles étaient devenues excessivement fréquentes et fétides; que la quantité de matières rendues chaque fois n'excédait pas quelques cuillerées à soupe et que l'accomplissement de l'acte fécal, chaque fois précédé de douleurs tormineuses dans le ventre, était accompagné d'un ténesme douloureux et fort persistant.

Le malade rendait maintenant du sang pur par l'anus; c'était là ce qui l'avait décidé à recourir au médecin. La malencontreuse meule fut du reste encore gratifiée du titre d'empoisonneuse. Je diagnostiquai une dyssenterie, d'autant plus grave que les symptômes ci-dessus énumérés dénotaient des ulcérations et du sphacèle probablement assez étendus dans le gros intestin. Des érosions vasculaires plus ou moins considérables, suite de ce processus morbide, expliquaient la nature des garderobes.

Ordonnance :

Donner deux fois par jour des quarts de lavement contenant dix gouttes de perchlorure de fer liquide.

Faire sur l'abdomen des embrocations avec le liniment volatil.

Prendre une cuillerée à bouche de deux en deux heures de la potion suivante :

Racine de colombo 15 grammes,
pour une décoction de 200 grammes,
faites infuser à chaud avec
Racine d'acore,
Racine de valériane āā 5 grs.
Passez, ajoutez Extrait de rathania 1,50 grs.
Sirop Diacode 30 grammes,
m. — d.

Pour boisson, eau rougie, eau sucrée albumineuse; pour nourriture, lait pur ou coupé d'eau.

Le 2 août rien n'était changé; désirant en avoir le cœur net, j'allai voir K... le lendemain. Je trouvai un moribond gisant sur un grabat souillé par les déjections de plusieurs jours. Le regard éteint, la peau froide et humide, la langue fraîche, la voix affaiblie, le pouls à peine saisissable aux carotides, me rappelaient la période algide du choléra. Le ventre légèrement ballonné était peu sensible et le sphinter anal largement béant donnait issue à des garderobes d'une odeur cadavéreuse des plus prononcées.

Diagnostic : dyssenterie diphtérique au dernier terme; pronostic : mort prochaine; étiologie : maladie prise à Gouvy, sans doute par contagion. Traitement : vin de Bordeaux, l'inanité de tout médicament sautant aux yeux.

K... expira dans la nuit du 3 au 4 août.

J'informai mon vénéré et très-expérimenté collègue de Hosingen du cas que je venais d'observer et des appréhensions qui me faisaient craindre l'imminence d'une épidémie. Il fut de mon avis. Déjà la suite semblait réduire à néant nos prévisions et je commençais, je l'avoue, à douter quelque peu de la confirmation ultérieure de mon diagnostic, quand le 20 du mois d'août, c'est-à-dire seize jours après la mort de K..., je fus consulté pour le fils Jean Th... de Rumelange.

Le 11 août, me dit l'exprès, Jean Th..., fort garçon de 26 ans, a été battre du grain chez le nommé J... de Rumelange.

Dans cette maison, il a contracté une maladie à laquelle ont succombé successivement et dans l'espace de quinze jours les deux enfants de J...

Le résultat de mes informations fut que les enfants J... étaient morts de dyssenterie sans aucun secours médical et qu'à son tour le fils Jean Th... était atteint de la même maladie.

Le 24 août seulement, le bureau de bienfaisance de la commune, en me mandant auprès de Th... m'offrait l'occasion de confirmer mon diagnostic. Le nombre de malades atteints de dyssenterie ayant augmenté à partir de cette époque, et leur historique en particulier entraînant à des redites, je réunirai les faits en faisceau.

Mais tout en généralisant j'aurai soin ou de réduire à leur juste signification ou de mettre en évidence les particularités qui l'exigeront. Voyons d'abord la genèse et le développement de l'épidémie.

Le village de Rumelange compte 150 habitants.

Le 31 juillet le nommé J..., tisserand de cet endroit alla couper des grains dans un champ voisin de l'habitation de Jean K..., en ce moment atteint, on se rappelle, de dyssenterie. Ce jour-là J... emmena avec soi ses deux enfants, Nicolas, âgé de quatre, et Marie, âgée de dix ans. Les enfants demeurèrent, dit-on, quelque temps dans l'unique chambre de la maison de K...; après coup, le père m'a assuré que les enfants n'avaient fait que jouer alentour de la demeure. Peu importe du reste, puisque K... sortait fréquemment déposer ses gardcrobes autour de l'habitation.

La famille rentra chez elle le jour même. Le lendemain Nicolas J... fut pris de dyssenterie et succomba le 6. Atteinte de la même maladie le 8, sa sœur Marie mourût le 16. Gertrude, la cadette, se plaignit le 5 et ne fut guérie que vers le 25, et la mère eut une dyssenterie croupale. Remarquons que par rapport à l'habitation de K..., J... demeure à l'extrémité opposée de Rumelange et qu'il y a entre les deux une distance d'au moins 2 kilomètres.

Marie M..., 10 ans, avait été voir sa voisine Marie J...; le 10 août elle eût une dyssenterie qui la tint trois semaines et dans le cours de laquelle elle contagionna successivement sa mère et son frère Michel âgé de 5 ans.

Le fils Th... pour qui on était venu me consulter avait donc indubitablement été concevoir le germe de la maladie dans la demeure de J...; il avait d'ailleurs donné des soins à la petite Marie J... Je le vis le 24 août seulement, douze jours après le début de la maladie; son état était des plus alarmants et se termina par la mort le 5 septembre.

Les habitations des familles Th... et Théodore G... sont contigües. L'épouse Théodore G..., 55 ans, allant et venant auprès de Jean Th..., y contracta la dyssenterie le 20 août et succomba le 10 septembre.

Son mari, 60 ans, qui la soignait fut atteint le 6 septembre; les symptômes furent subaigus et le malade ne fut rétabli qu'à la fin d'octobre.

Barbe, mère de Jean Th... contracta auprès de son fils une dyssenterie qui ne dura que du 6 au 15 du même mois.

Michel Fr..., 45 ans, fut atteint d'une dyssenterie folliculeuse (croupale) du 12 au 28. Jean M..., 26 ans, fut malade de la même affection du 20 au 28 septembre. Ces deux malades ayant eu des rapports avec plusieurs personnes contaminées, il est impossible autant qu'inutile de préciser où ils ont pris le germe de la maladie.

Cependant le 20 septembre l'enfant de Michel F..., fut prise d'un flux dyssentérique que lui avait communiqué son père et dont elle guérit bientôt.

En même temps Michel B..., 25 ans, alla visiter son ami Michel K... de Boxhorn, affecté de dyssenterie. Rentré le soir même, il eut la dyssenterie le lendemain 22 septembre. Pendant les huit jours que dura sa maladie, il contamina sa sœur Cathérine, 47 ans; celle-ci s'alita le 26 pour mourir le 15 octobre.

Voilà le résumé exact et fidèle des cas de dyssenterie observés à Rumelange; je conviens toutefois qu'un nombre assez élevé de diarrhées dyssentériques bénignes ont pu passer inaperçues : ces dernières concernaient spécialement les enfants.

Revenons sur nos pas et suivons la marche de la maladie à Boxhorn. Ce village compte 450 habitants.

A l'époque même où Jean T... contractait la maladie dans la maison J..., le nommé Z... Guillaume, tailleur de Boxhorn y travaillait aussi. Rentré à Boxhorn Z... fut atteint de dyssenterie folliculeuse et se confia à mes soins.

C'était le premier cas qui se présentait à Boxhorn; le retour à la santé s'était effectué le 26 août et pour ainsi dire sans médication.

Mais la maladie avait pris racines nouvelles.

Le hasard, qu'il ne faudrait pas toujours nommer ainsi, le hasard fit encore que les nommés Gabriel H... et Sch... Michel, 56 ans, revinrent de Metz le 27 août atteints d'une dyssenterie qu'ils y avaient gagnée le 23, dans les chantiers des travaux de fortification; un renfort de propagation était ainsi fourni par l'étranger.

Gabriel H... fut rapidement rétabli.

L'affection de Sch... passa à l'état chronique; elle ne tarda pas du reste à entraîner après elle l'éclosion de beaucoup de cas nouveaux. Ceux-ci se multiplièrent rapidement et les rapports avec les individus sains étant de toutes les heures, ce serait aller trop loin que de vouloir préciser chaque fois l'individu contaminant. La chose ayant d'ailleurs été faite pour Rumelange, on peut se dispenser d'une nouvelle démonstration.

L'enfant Pierre P..., 7 ans, dont la mère soignait Sch... eut la dyssenterie le 3 septembre et mourut le 13, sans aucun secours de l'art. — Le fils K..., 26 ans, demeurant entre Z..., H... et Sch..., fut malade du 8 au 23 et la même date vit la même affection se développer chez l'enfant L...

L'épouse Pierre K..., 28 ans, fut sérieusement affectée du 13 au 30 septembre et Cathérine K..., 18 ans, qui soignait son frère fut forcée de s'aliter à partir du 16 et jusqu'au 27.

Le sieur W..., 50 ans, fut atteint le 16; et quatre jours après la mort de son fils, Pierre P..., 39 ans, fut rudement empoigné par le fléau dont il ne réussit à se débarrasser que dans les premiers jours d'octobre.

Eve R..., 40 ans, fut malade du 18 au 25, l'enfant Cathérine H..., 5 ans, du 19 au 1er octobre, et la mère de celle-ci âgée de 44 ans, du 20 au 29 septembre.

Anne-Marie M..., 10 ans, eut la dyssenterie du 20 au 29, l'enfant Sch... un dévoiement dyssentérique intense du 22 au 28 et K... Pierre, 32 ans, du 25 au 29 septembre. L'enfant de ce dernier, petite fille de six semaines fut atteinte le 25 et emportée par la même affection le 10 octobre suivant.

Marie H..., 13 ans, ayant accusé les premiers symptômes le 25 septembre, fut enterrée le même jour que la précédente.

L'épouse M..., 44 ans, qui devint malade le 25 septembre, fut à peine rétablie vers le 15 octobre, et la petite Marie L..., 9 ans, contaminée par cette dernière, alla s'aliter chez ses parents le 28, pour n'entrer en convalescence que seize jours après.

Le fils Sch... enfin, grand et fort jeune homme de 17 ans, succomba le 9 octobre après neuf jours de maladie seulement; et son proche voisin L..., 40 ans, n'éprouva que des symptômes peu alarmants et clôtura la série, le 16 octobre, après treize jours d'indisposition.

Pour terminer, notons un fait digne de remarque.

Le 27 août, date d'arrivée à Boxhorn du nommé Sch....., était rentré à Asselborn, le sieur P..., Jean, 27 ans, convalescent également d'une dyssenterie, ayant débuté à Metz. Un seul adulte et deux enfants de la même maison éprouvèrent bientôt des symptômes de dyssenterie bénigne. Mais malgré les relations fréquentes et soutenues avec les voisins, les quelques sujets atteints ne contaminèrent personne et la localité resta épargnée.

Les amateurs de classification et les partisans du chiffre en médecine trouveront ci-contre un tableau permettant d'embrasser à la fois la génèse, la marche progressive et les résultats statistiques exacts de l'épidémie.

Personnellement, je pense qu'en pathologie chaque fait à une signification propre et réelle et je n'accorde aux statistiques qu'une valeur fort relative, c'est-à-dire celle que dans les circonstances données, aura pu leur accorder l'observateur consciencieux.

C'est là une vérité tellement indéniable, qu'elle ressort de notre tableau même.

Considérons en effet les chiffres partiels et les résultats additionels du présent tableau ; n'y constaterons-nous pas une moyenne différentielle des plus choquantes? N'estimons donc les statistiques que ce qu'elles valent tout juste.

Gouvy en Belgique.
15 juillet. 1) Jean K... 4 août †

Rumelange 150 habitants ; première moitié d'août.

2) J... Nicolas 6 †
3) J... Gertrude.
4) J... Marie 16 †
6) J... mère.

Metz. Rumelange. Rumelange.

Boxhorn 440 habitants, 2e moitié d'août.

9) Guillaume Z...
10) Gabriel H...
11) Michel Schr...

Rumelange 2e moitié d'août.

7) Marie M...
8) Jean Th. 5 sept. †
10) Michel N...
11) Epouse N...

Boxhorn. 1re moitié de septembre.

16) Enfant Pierre P... †
17) Kl... Michel.
18) Enfant Lap...
19) Epouse Pierre Ker...

Rumelange, 1re moitié de sept.

12) Guillaume Th... (époux †
13) Guillaume Th...
14) Barbe Th...
15) Michel Fr...

Boxhorn, 2e moitié de septembre.	Rumelange, 2e moitié de sept.
24) Catherine Kl..	20) Enfant Michel Fr.
25) W... père.	21) Jean Nol...
26) Pierre P. père.	22) Michel B...
27) Eve K...	23) Catherine B.. †
28) Catherine Ho...	
29) Ho... mère.	
30) Anne-Marie N.	
31) Sch.. enfant.	
32) Ker... Pierre.	
33) Enfant K..P. †	
34) Marie H... †	
35) Epouse Mey..	
36) Marie L...	

Boxhorn, 1re moitié d'octobre.

Sch... fils †

Lap... père.

Boxhorn. — Total.	Rumelange. — Total des malades.
1) des malades par rapport à la population 5%.	Par rapport à la population 11%
2) des morts » » 1%.	Des morts pr rap. à la pop. 3 ½ %
Nomb. d. morts comparé à celui d. malad. 18%.	Nombre des morts comp. à celui des malades 31 %.

Boxhorn et Rumelange.

Population totale : 600 habitants.
Total des malades 40 soit 6,66 %.
Total des morts 11 soit 1,83 %.
Nombre des morts comparé à celui des malades 27,5%.

Si l'on ajoute croyance à diverses chroniques et traditions, et aux souvenirs de quelques gens âgés, la dyssenterie doit avoir cruellement visité notre petite patrie à des époques très différentes. Dans le „Luxemburger Wort“ (1866), on lira avec intérêt un résumé historique des épidémies de tous genres, ayant tour à tour ravagé le pays. La plupart des maladies épidémiques du moyen-âge désignées sous le nom de „pestes“ et qui éprouvèrent si rudement nos ancêtres au 14e, 15e, 16e et 17e siècle, étaient sans doute constituées tantôt par la peste, tantôt par le choléra, ou par la dyssenterie, ou le typhus et enfin la fièvre typhoïde.

Parmi les épidémies les plus meurtrières, citons celles dont fait mention le président Eustachius Wiltheim, et qui éclatèrent à Luxembourg en septembre 1452 et en août 1568. D'autres épidémies prirent naissance en juillet 1578, en automne 1591 et en juillet 1612. Ces dates, ainsi que celle d'une procession votive organisée en l'honneur des trois saints protégeant contre la maladie, tombant pour ainsi dire toutes à la fin de l'été et au début de l'automne justifient l'opinion émise plus haut.

Alors que ces épidémies dyssentériques ne seraient pas historiquement établies, elles trouveraient la confirmation de leur existence, dans la présence d'un mot luxembourgeois désignant l'affection.

La dénomination de „Roüde Baüchwéh“ mal de ventre rouge frappée à l'effigie de ce bon sens commun qui ne se trompe jamais, est en effet admirablement bien inventée et ne voudra jamais désigner que la dyssenterie.

Les prodrômes de la dyssenterie n'étaient ni assez constants, ni assez particuliers pour qu'en temps ordinaire il fût permis de baser sur leur apparition seule l'imminence de cette maladie. Il n'en existe pas un qui ne puisse faire défaut, ou qui ne se retrouve au commencement de telle de nos affections fébriles.

Tantôt en effet, le début était marqué par des frissons erratiques et légers ou bien intenses, tantôt et plus souvent, la maladie s'annonçait par de l'abattement, du malaise, de l'anorexie, de la céphalalgie et des envies de vomir.

La sensation de plénitude dans le ventre avec douleurs sourdes, intermittentes ou continues, n'était déjà plus un prodrôme, puisqu'elle précédait immédiatement ou accompagnait la diarrhée, et qu'elle a pu quelquefois manquer. Le plus fréquemment, la maladie prenait naissance d'emblée, sans manifestation prodrômique aucune, et le premier symptôme était la diarrhée accompagnée ou non de vomissements.

Le vomissement de début a été observé par moi dans la moitié à peu près des cas; mais dans cette moitié il faut faire la part des enfants au nombre de treize. Chez ceux-ci le vomissement était la règle pour deux raisons faciles à déterminer. D'abord l'enfant privé de discernement, continue à manger, quoique se sentant indisposé; ensuite chez lui l'acte du vomissement est-il infiniment plus facile, et physiologiquement plus fréquent que chez l'adulte.

Les matières vomies étaient toujours constituées par les aliments plus ou moins digérés, mélangés à des liquides quelquefois verdâtres contenus dans l'estomac, et ne présentaient rien de particulier. Chez deux malades seulement, j'ai noté du frisson initial accentué; c'était chez de robustes jeunes gens qui ont conservé de la fièvre avec soif pendant la durée entière de l'affection. Chez tous deux, le thermomètre n'a jamais marqué qu'une élévation de température d'un dégré.

Le premier transpirait beaucoup et se rétablit rapidement, le deuxième conservait la peau sèche et aride et succomba le neuvième jour, présentant les symptômes ataxiques les plus caractérisés.

Une seule fois la céphalalgie fut intense au début et ne cessa qu'avec la maladie.

L'appétit était généralement conservé ou peu diminué; les enfants surtout demandaient à manger jusqu'à l'approche du terme fatal.

Dans aucun cas, la durée des prodrômes, s'ils existaient, n'a dépassé quelques jours.

Nous l'avons déjà dit, soit que la maladie s'annonçât, soit qu'elle se déclarât brusquement, le premier symptôme pathognomonique était *la diarrhée*.

Fécales d'abord, rarement pendant plus de 24 heures, les gardcrobes devenaient bientôt muqueuses, muco-sanguines, muco-purulentes, muco-puro-sanguines, ou simplement sanguines. Elles variaient d'aspect, de fréquence et de composition, suivant l'individu et suivant la phase ou l'intensité de la maladie.

Tantôt elles offraient l'aspect de petites pelottes vitreuses analogues à du sagou bouilli strié de sang, ou à du frai de saumon brouillé, tantôt de glaires hyalines, opalines ou rougeâtres, ou bien de masses floconeuses, filamenteuses, nageant dans un liquide diversement teint et composé.

A une époque plus avancée et selon la gravité spéciale du cas, le dévoiement était constitué, soit par de petites pellicules épithéliales ressemblant à du son et délayées dans un liquide flavescent, soit par des productions diphtéritiques ou des débris organiques en voie de destruction et flottant dans ce liquide d'une odeur si repoussante et si bien appelé „lotura carnium", soit par de petites masses couleur de truffes, véritables escharres suspendues dans une bouillie infecte de couleur noire, verte ou brune, le plus souvent jaune d'ocre, ou dans du sang enfin.

Une seule fois et le cas eut une issue promptement fatale, je retrouvai dans le vase près des deux tiers d'une zône de muqueuse intestinale, large environ de 2½ travers de doigts.

La présence dans les garderobes de vers ascarides était chose peu rare.

A deux reprises et alors que la maladie avait duré 8 et 13 jours respectivement, je fus étonné de rencontrer dans le vase de véritables masses fécales parfaitement moulées, jusqu'alors retenues dans l'intestin grèle et tardivement descendues. Ajoutons que le fait concernait deux femmes habituellement constipées et que l'une d'elles succomba le surlendemain.

Les selles étaient ordinairement fréquentes; leur nombre moins considérable au début, souvent de trente à quarante, s'élevait parfois à 60, 70, 80 et à 100, une fois à 168 dans les 24 heures.

Aux garderobes nombreuses correspondaient généralement des selles peu copieuses; parfois les malades ne rendaient plus à la fois que le contenu d'une cuillerée à soupe ou à café.

Une remarque souvent vérifiée et que je n'ai vu consignée nulle part, c'est que dans les cas graves, le nombre des garderobes était toujours plus considérable le soir et pendant la nuit que pendant la journée.

Ainsi se confirmerait la proposition de Bally que les maladies qui se déclarent et s'annonçent par une prostration des forces vitales, s'exaspèrent le soir et pendant la nuit.

Avec la composition des selles variait leur odeur. Fécale au commencement, elle devenait plus fade au fur et à mesure que les glaires commençaient à faire place au pus.

L'exhalaison sui generis et si repoussante de la pourriture et de la gangrène annonçait aussitôt la présence dans les garderobes des matières mentionnées plus haut et une aggravation de la maladie.

Ordinairement j'ai pu juger l'état présent du malade, rien que par l'inspection des produits diarrhéiques. Ceux-ci étaient-ils muqueux, ou muco-sanguins, ou muco-purulents, le malade était actuellement atteint de dyssenterie croupale (folliculeuse), c'est-à-dire d'une maladie guérissant ordinairement, mais pouvant aussi se convertir, se transformant en effet bien des fois en dyssenterie diphtéritique.

La présence dans les garderobes de pellicules épithéliales trahissait un acheminement vers la guérison ou vers la forme diphtéritique.

L'apparition de fausses membranes mélangées à des débris sphacélés d'origine diverse, suspendus dans un liquide rosé ou verdâtre dénotait un travail diphtéritique grave. Chaque fois enfin que les patients avaient un dévoiement demi-liquide, brunâtre, charriant de petites masses noires, j'ai vu l'issue devenir fatale.

Considérée en elle-même et dans les premiers jours de la maladie, la coloration hématique des garderobes ne dénotait qu'un état congestif très prononcé; du sang clair ou foncé et sentant mauvais, rendu à une époque avancée, trahissait un processus ulcératif ou gangréneux toujours sérieux et finissant souvent par emporter le patient.

Une seule fois l'hémorrhagie tardive fut suivie d'amélioration immédiate. C'était chez ce fort jeune homme de Boxhorn, chez qui existait cette réaction inflammatoire franche déjà mentionnée. Le 10e jour, il eut successivement deux garderobes composées de sang rouge sans odeur anormale. Le lendemain, la fièvre avait fui, et la convalescence arrivait. Involontairement, je songeai aux épistaxis critiques des fièvres synochales.

Le symptôme douleur s'est manifesté de trois façons différentes :

1) Douleurs abdominales continues, variant de lieu et d'intensité, provoquées ou non par la pression.

2) Douleurs coliquatives, dites tormineuses précédant et suivant quelquefois l'acte fécal.

3) Le ténesme recto-anal.

La plupart des malades supportaient d'assez fortes pressions sur le ventre légèrement ballonné pendant le cours de l'affection. Mais rarement la sensibilité manquait complètement; par ordre de fréquence, je l'ai constatée dans la fosse iliaque gauche, la droite, la région suspubienne et la courbure gauche du colon.

Quelques malades accusaient déjà au début une douleur violente intolérable, remontant de l'anus à la région sacrée, comparable en tous points aux douleurs lombaires prodrômiques de la variole et se prolongeant durant la maladie; ce symptôme était de très-funeste augure.

Alors que l'irruption de symptômes adynamiques ultimes faisait présager la fin, la sensibilité générale diminuant, le ventre s'affaissait, devenait flasque et pâteux, et toute souffrance abdominale s'évanouissait.

Les douleurs coliquatives rangées par les auteurs au nombre des symptômes les plus pénibles et les mieux accentués ont toujours fait défaut, deux fois exceptées.

Tous les malades indistinctement avaient *du ténesme.*

Celui-ci, présent dès les premiers jours, se prolongeait parfois à travers la convalescence.

Il va sans dire, que chez les quelques malades chez qui la paralysie précurseur de la mort faisait disparaître tout sentiment de souffrance et chez qui l'anus béant laissait s'écouler le contenu du tube intestinal, il ne pouvait plus être question de ténesme.

Le boursoufflement et la sensibilité exagérés de la muqueuse rectale me paraissaient expliquer assez physiologiquement la production de ce symptôme.

Souvent violent, il provoqua un prolapsus rectal chez un de mes malades, un enfant de 5 à 6 ans.

La réduction extrêmement douloureuse, fut vainement renouvelée plusieurs fois. Tout en faisant rentrer le bourrelet hernié, je tâchai finalement de maintenir dans l'anus, aussi longtemps que possible, un gros quart d'heure environ, mon indicateur coiffé d'un linge fin cérat, et la chûte ne se reproduisit plus.

Réserve faite des deux malades mentionnés plus haut, chez qui il y avait eu du frisson initial intense, ainsi que de ceux chez qui la maladie s'est renforcée de quelque complication inflammatoire, je n'ai guère constaté d'accélération appréciable du pouls. Ce dernier allait s'affaiblissant avec le malade; il devenait filiforme, alors que des délabrements intestinaux étendus, quelquefois suivis de péritonite, donnaient gain de cause à la maladie.

A la seule pneumonie lobulaire intercurrente que j'observai, correspondait un pouls franchement pyrétique. D'où ce précepte: „si dans le cours d'une dyssenterie, le pouls d'abord normal prend tout-à-coup l'allure fébrile, craignez une complication."

L'enveloppe cutanée restait généralement sèche; la transpiration avec congestion réactionnelle tégumentaire était salutaire. Quand la peau quoiqu'humide restait flasque, pâteuse et fraîche, la fin était proche.

Plusieurs convalescents accusent une calvitie que j'estime n'être que temporaire.

Chez les enfants l'appétit se maintenait assez. Je pourrais nommer tel petit garçon ayant pris part aux repas communs et ne s'étant alité qu'au 8e jour de la maladie, veille de sa mort, ou telle petite fille très-malade, ayant à satiété consommé du lait doux et du lard cru trois semaines durant et ayant retrouvé la santé au bout de ce singulier régime. Chez les adultes, l'appétit peu à peu se dérobait et disparaissait entièrement.

Les malades maigrissaient rapidement et les convalescents furent longtemps à récupérer des forces.

L'aspect de la langue était de peude valeur. Ordinairement légèrement saburrale, moins blanche ou jaunâtre vers la circonférence, davantage à la base et au milieu, elle se présentait parfois sèche, ridée, fuligineuse, d'autrefois petite, pâlotte et froide, en rapport avec le syndrôme causal.

La température dépassait rarement le dégré physiologique. Toujours infiniment plus grande qu'à l'état sain, la soif ne paraissait pas encore en rapport, ni avec la perte de liquides, ni avec ce qu'on observe dans le choléra, par exemple; exceptionnellement elle était inapaisable.

La quantité d'urines était diminuée. Les conclusions de plusieurs analyses se rapportant à la présence de la glycose et de l'albumine, ont été régulièrement négatives.

Le délire calme ou agité n'était pas extrêmement rare. Dans des cas spéciaux, les symptômes de la dyssenterie cédaient le pas à ceux de la fièvre typhoïde; le malade Th..., Jean, de Rumelange doit être cité comme ayant offert un exemple frappant d'une transition de ce genre.

Durant les huit derniers jours de sa maladie, la langue petite et ramassée, les selles jaunes, involontaires, le décubitas, la dureté de l'ouie, la stupeur, le délire, la carphologie enfin ne me rappelaient guère l'affection première; une péritonite promptement léthale mit fin à la scène.

Que ce dernier fût pris de hoquet, le fait était dans l'ordre. Mais le même signe fut observé chez deux autres malades sans symptômes appréciables concommittants de péritonite; ajoutons que l'un de ceux-ci est mort.

La coloration sub-ictérique de la peau quelquefois incontestable me paraît avoir été occasionnée par un catharre remonté vers les voies cholédoques.

Je n'ai jamais constaté, ni hépatite, ni parotides.

Chez une malade, l'infection eut pour résultat un exsudat diphtéritique dans les voies génitales, exsudat qui fut la cause d'un écoulement sanieux des plus fétides; la malade ne put survivre à un empoisement aussi généralisé.

Deux convalescents présentèrent de l'œdème aux membres inférieurs; ces infiltrations, attribuables à la débilité et à l'appauvrissement du sang, cédèrent à un régime reconstituant.

Je ne puis mettre en doute la nature rhumatismale de la douleur intense, augmentée par le mouvement ou par la pression et ressentie dans les deux articulations fémoro-tibiales par la petite Marie L... de Boxhorn; cependant les genoux ne présentaient que peu de gonflement et point de rougeur et l'endolorissement cessa au bout de quatre à cinq jours.

Cette complication n'est pas plus particulière à la dyssenterie, qu'elle ne l'est à la scarlatine et à la dothinestérie. Est-elle tout bonnement épiphénomènale, existe-t-il entre ces maladies une corrélation plus intime? Questions que je n'oserais résoudre encore et que nous tâcherons d'élucider plus loin, autant que possible.

J'ai dit que chez le nommé Sch... de Boxhorn, la dyssenterie devint chronique; aucun autre malade ne fut dans ce cas. Apaisement progressif des symptômes les plus prononcés, avec pâleur et flaccidité persistantes à la peau, faiblesse du pouls, affaissement de l'abdomen, ténesme persistant quoique moins intense, garderobes variant du jour au lendemain, tantôt fréquentes, lientériques, liquides ou molles, tantôt rares, franchement fécales et presque moulées, toujours plus nombreuses pendant la nuit, — ensemble de symptômes résistant opiniâtrement à une médication et à un régime scrupuleusement suivis, voilà ce qu'il m'a été donné d'observer chez Sch.... Il se croit actuellement guéri. Comme d'après son propre aveu, un rien lui occasionne du dévoiement, il est permis de se demander si la guérison est réelle et durable. (*)

La durée moyenne de la maladie a été de 8 jours à 3 semaines. Mention faite de 2 fièvres thyphoïdes et d'un choléra nostras, je n'ai à signaler l'apparition dans le cours de l'épidémie d'aucune autre maladie.

Causes et nature de la maladie.

Sincères et modestes jusqu'à l'aveu de leur ignorance, ne voulant ni mentir, ni préjuger, Hyppocrate et Sydenham ont fait large part aux causes occultes des maladies. Ce n'est pas s'aventurer dans le domaine des chimères que d'avancer, que celles-ci ont fait leur temps et que c'est à l'expérimentation aidée du microscope que revient principalement l'honneur d'en avoir fait justice.

Naguère l'imagination intuitive de Linnée le savant avait édifié une théorie sur la nature et le mode de propogation au moyen d'animalcules des maladies contagieuses, et l'histoire naturelle de l'acare de la dyssenterie n'est pas ce qu'on lira de moins intéressant dans les „aménités académiques.“

(*) Cette guérison s'est maintenue.

Nous supportons déjà fort patiemment certains petits livres gros de théories étranges publiés dans son temps par le chimiste Raspail. Mais la science qui vient d'octroyer droit de cité à tant de termes et d'idées naguère rebutées, est loin d'avoir atteint la limite des horizons nouveaux qui se dessinent dans son champs agrandi.

C'est ainsi que les études récentes sur les métamorphoses des grands parasites du corps humain ont certainement éclairé d'un jour tout nouveau maintes questions jadis incomprises, et cependant n'a-t-on pas encore réussi à découvrir dans l'organisme humain les jeunes des ascarides, trichocéphales et oxyures, quoiqu'ayant trouvé dans les organes génitaux de ceux-ci des œufs en masse.

Dans de curieuses recherches communiquées à l'Académie des sciences de Paris, M. J. Lemaire a fait voir comment l'atmosphère et les êtres organisés sont inondés de petits corps reproducteurs des infusoires, petits corps qui répandraient partout la vie et le mouvement.

Il a démontré que la multiplication incessante et infinie de ces sporules microgènes s'opère aux dépens même des infusoires.

Ceux-ci cependant ont une vie propre; mais ils ne peuvent vivre, ni se développer dans l'*organisme sain* et bien portant. Il y aurait donc dans l'homme outre l'âme et l'organisme un agent particulier ayant pour but fonctionel de mouvoir la matière. Ce mouvement aurait lieu dans un ordre donné, peut-être universel, plus probablement particulier à l'espèce ou à l'individu; c'est le ferment vital. (Bouchut.)

Ce dernier est lui-même matériel et conséquemment susceptible de modifications. Il est en un mot constitué par les sporules, „ferment animé“, pour moins préciser, le „ferment organique“, „ferment en action.“

Tant que se maintient la santé, l'organisme et ses liquides opposent à l'introduction ou au développement des infusoires dans l'économie la résistance vitale, celle qu'ils tiennent de l'*agent vital propre.*

Mais que l'organisme soit placé dans des conditions anormales soit extérieures, soit dépendantes de lui-même qui permettent ou aux infusoires du dehors, d'y pénétrer et de s'y multiplier, ou aux microzymas cellulaires propres d'accomplir leur évolution infusoire, il sera frappé de quelque maladie infectieuse, zymotique, pour me servir du terme reçu, d'une maladie parasitaire enfin.

Il est aujourd'hui hors de doute qu'une classe entière fort étendue peut-être de maladies, tire son origine de la présence dans l'organisme, ou à sa surface, d'êtres microscopiques parasitaires, engendrés et matériellement constitués; que l'on s'arrête pour les désigner aux noms de miasme, contagium, ferment, ferment organique ou animé, microphyte ou microzoaire; que l'on invoque comme cause productrice immédiate, l'infection, la contagion ou même l'hérédité qui n'est qu'un genre de contagion.

Que la peste, le choléra, la fièvre jaune, la dyssenterie, le typhus, la fièvre typhoïde, le charbon, la rage etc. prennent naissance indépendamment d'individus malades et par des causes extérieures, ou que la cause morbigène dérive directement d'individus affectés, chaque fois se reproduira la même maladie spécifique.

Voici un miasme, celui que West a désigné sous le nom de „Bronchine", qui engendre le goître endémique, tout comme la malaria donne les fièvres de marais. Mais qu'un individu goîtreux quittant le foyer de l'endémie, s'en aille procréer au loin dans une contrée vierge de toute influence goîtreuse, il pourra engendrer, il produira probablement des enfants atteints de crétinisme, et jusqu'aux 2e et 3e générations.

Le mâle atteint de goître sporadique est sous le coup de la même fatalité.

Le goître des générations subséquentes dériverait-il donc d'une cause autre que celle qui a donné le mal au père? Ce serait à confondre toute saine logique! On hérite, a dit Baillou, des maux de ses parents, comme on hérite de leurs biens, et ce funeste héritage se transmet d'une manière plus sûre encore que l'autre.

Le contagium n'est donc que le miasme, c'est-à-dire le ferment organique spontanément développé hors de l'organisme, conçu et multiplié par ce dernier avec la faculté de se reproduire à travers le temps et l'espace dans des limites propres à chaque espèce zymotique.

Grâce aux efforts des savants, ces mots naguère réduits à ne figurer qu'une inconnue, sont arrivés à représenter une chose matérielle et nettement déterminée. Voici comment s'exprime à cet égard Monsieur Chauveau dans son étude si autorisée sur l'infection :

„Pour expliquer l'infection des milieux, il n'est plus nécessaire d'invoquer une de ces causes vagues indéterminées, mystérieuses, qui constituent ce que l'on appelle „l'influence épidémique." A leur place s'élève la notion simple et précise d'une cause qui est exclusivement une affaire de poids et de mesure." Si un milieu dans lequel vivent des sujets atteints de telle maladie contagieuse devient infectieux, c'est parce qu'il est chargé d'une „grande quantité" d'agents virulants; et il en est ainsi, non-seulement parce que les sujets malades en produisent beaucoup, mais encore et surtout peut-être parce que le mode d'excrétion de ces agents est éminemment favorable à la dispersion dans les milieux."

Le groupe des maladies zymotiques limité d'abord aux affections charbonneuses (pustule maligne), et à la famille des typhoïdes, tend à devenir plus considérable au fur et à mesure que se multiplient les recherches. Dans les cadres agrandis de ces maladies ont déjà pris place la morve et le farçin, la rage, le bouton d'Alep et la dyssenterie; l'analogie permet d'adjoindre à celles-ci la peste, le choléra, la fièvre jaune, les fièvres intermittente et remittente, les infections cadavéreuse et puerpérale, l'influenza, la diphtérie, les fièvres éruptives, la plupart des dermatoses, la syphilis et la tuberculose, probablement toutes les maladies inoculables et diathésiques, peut-être aussi l'affection catharrale.

Evidemment toutes ces maladies diffèrent; mais il existe entre elles certains rapports de causalité, qu'il est impossible de ne pas saisir et qui les rapprochent singulièrement les unes des autres.

Les contagiums paludéen, dyssentérique, cholérique et typhoïde reconnaissent une origine indubitablement fort semblable. Les trois derniers ont pour soutien les déjections. Les résultats anatomiques et symptomatologiques des infections dyssentérique et cholérique se rapprochent souvent, et les autopsies ont quelquefois dénoté des altérations anotomopathologiques peu différentes dans le choléra et dans la fièvre typhoïde.

Soumises aux influences saisonières, les quatre maladies peuvent l'une l'autre se suivre, ou se compliquer. La fièvre typhoïde et la dyssenterie atteignent également les ruminants et les rongeurs, quelquefois le cheval et l'âne, souvent le chien. Et pourtant chacune de ces maladies devra être rapportée à un germe infectant particulier. Il ne s'en faut guère que l'inoculabilité, donc aussi la nature contagieuse de la tuberculose soit démontrée; et dans une étude d'épidémiologie, le docteur Bailly de Bains a pu rapprocher des maladies catharrales et réunir avec celles-ci et dans un même ordre étiologiquement et nosologiquement motivé des suettes et des pneumonies observées dans une même épidémie.

La consitution rhumatismale, puisqu'il faut se servir du mot, est évidemment la dominante du mois (janvier 1869); je soigne actuellement sept personnes atteintes de rhumatisme articulaire aigü.

Trois cas se rapportent à une localité rapprochée de celles visitées naguère par la dyssenterie épidémique. Notons encore que dans un endroit distant de celui en question d'à peu près 15 kilomètres, l'épidémie tire à peine à sa fin. Chez deux de ces malades, l'affection a débuté d'une façon sub-aigüe respectivement par de l'endolorissement à la hanche droite et à l'article tibio-tarsien gauche.

Après trois ou quatre jours de durée, ces symptômes disparaissant, les malades furent pris de dyssenterie intense. Que celle-ci fût de nature épidémique et contagieuse, je l'ignore; mais aucun autre individu n'en a subi l'influence. Elle ne doit non plus être imputée au traitement, puisqu'aucun médicament n'avait été pris.

Je prescrivis 8 à 10 gouttes de solution de Fowler dans une potion aqueuse édulcorée, à prendre dans les 24 heures. Les manifestations dyssenteriques s'apaisèrent graduellement et au bout de 6 à 8 jours, en même temps que reparurent en grand nombre des localisations rhumatismales.

Bref, mes deux malades se trouvèrent atteints de rhumatisme articulaire franchement aigü.

Les quatre autres cas se distribuent sur autant de localités. Deux ont commencé par une angine, alors que j'ai pu observer concuremment des maux de gorge en grand nombre et dans les mêmes villages.

Si des faits de cette nature ne sont pas en corrélation étiologique, et de simple coïncidence, il faut convenir que le hasard a des façons de procéder bien singulières.

Que l'on applique à ces maladies l'adage, „naturam morborum curationes ostendunt", leurs connexions étiologiques n'en ressortiront qu'avec plus de relief encore.

Et pour ne rappeler qu'une seule analogie basée sur la thérapeutique, savons-nous pourquoi quelques formes de gastralgie (névrose), la fièvre paludéenne (affection miasmatique), le psoriasis (maladie de la peau) et la plupart des dermatoses sont semblablement influencées par la médication arsénicale?

Ne se peut-il donc pas que la même médication combatte victorieusement mainte autre maladie miasmatique? L'efficacité du magistère de Bismuth à dose très-élevée, tant préconisée par quelques médecins d'Algérie contre la dyssenterie et contre le choléra, ne doit-elle pas plus que probablement être mise sur le compte de l'arsenic contenu dans ce médicament?

Si l'action curative des poisons énergiques ne s'expliquait par leur vertu parasiticide, il serait au moins étrange qu'ils constituassent les seules remèdes vraiment efficaces.

Pour en revenir aux infusoires morbigènes, leur forme les a fait désigner sous le nom de bactéries par plusieurs micrographes. On sait qu'ils sont organisés et doués de vie propre, paraissant tenir du microphyte plutôt que du microzoaire, se développant et se propageant à la façon des êtres vivants.

Il ne leur faut pour accomplir leur évolution, qu'un nombre d'heures relativement petit. Mais à partir de leur apparition dans le sang de l'individu inoculé, commençent à apparaître des phénomènes morbides toujours les mêmes pour chaque espèce inoculée.

La présence des bactéridies démontrée d'abord pour la pustule maligne et la morve, chez l'homme et les animaux atteints de maladie charbonneuse et de sang de rate, fut ensuite constatée par le professeur Tigri, de Sienne, dans le sang d'un homme mort de fièvre typhoïde.

Dans une note insérée dans la *Gazette des Hôpitaux* (1863), Signol confirme les observations de Davaine, et finit par conclure que le sang de rate qui contient les bactéridies est inoculable et qu'on retrouve dans le sang des animaux inoculés des bactéries en grande abondance.

Tout récemment encore, la présence de bactéries a été mentionnée pour la dyssenterie; et les docteurs Fovel et du Plessis résumant les résultats de leurs observations faites à l'occasion d'une épizootie typhoïde sur les perches du lac Léman, disent que „la cause déterminante prochaine de la fermentation putride du sang était un ferment organisé vivant, les bactéries."

Dans certaines circonstances même des bactéries et des vibrions ont été constatés dans les sécrétions morbides inflammatoires des fosses nasales et du conduit auditif externe.

Mais quelles sont les conditions primitives de production des maladies infectieuses *) en général et particulièrement de la dyssenterie?

Sont-elles extérieures, indépendantes de l'individu, géographiques et climatériques, ou bien sont-elles rapportables à l'individu, à son genre de vie, à l'inobservation des règles hygiéniques etc.?

Plus que probablement, il faut le concours de ces deux ordres de causes. Mais il faudrait pouvoir déterminer pour chaque affection l'influence prépondérante de telles ou telles d'entre-elles. Ainsi et pour n'effleurer la question que par un exemple, il est certain que la fièvre jaune et la grippe sont des maladies éminemment infectieuses, dûes toutes deux et indubitablement à des ferments organiques. Mais tandis que la première est pour ainsi dire exclusivement propre aux pays chauds de l'hémisphère occidental, endémique dans quelques contrées et en corrélation évidente avec la température, tandis

*) J'admets que toute maladie contagieuse est par cela même infectieuse; j'accorde donc au mot « infectieux » une signification plus large que celle que vient de lui fixer Monsieur Chauveau.

qu'elle progresse lentement et frappe préférablement tel individu ou telle race, l'influenza devient subitement pandémique; il ne reconnaît ni causes climatériques spéciales, ni limites géographiques, ni différence étnographique, et la rapidité avec laquelle il se propage tient du merveilleux (Blitz-Katharr).

Que si nous examinons par ordre d'importance les causes productrices de la dyssenterie, tous les auteurs sont d'accord à considérer les influences climatologique et saisonnière comme de puissants facteurs dans la génèse de la maladie.

Comme c'est le cas pour la grande majorité des maladies de cette classe, la plupart des épidémies observées ont eu lieu à la fin de l'été et en automne. Très rarement, elles se sont prolongées à travers l'hiver et jusqu'au printemps; pour cela il a fallu que la saison hibernale restât exceptionnellement douce, telle que nous en offre un échantillon la présente année.

Quelquefois précédée de diarrhées saisonnières, la dyssenterie fait généralement son apparition à la fin de juin ou au commencement de juillet et cesse avec novembre, alors qu'arrivent les gelées.

Endémique sous les zônes à climat tropical, on a vu la dyssenterie épidémique visiter jusqu'aux pays les plus septentrionaux de l'Europe; infime est le nombre des pays chauds de cette partie du continent, qui peuvent se vanter de ne pas être plus ou moins tributaires de la dyssenterie endémique. (Voir de Hirsch, hist. géogr. Patholog).

Heureusement, les étés marqués par l'invasion de la dyssenterie constituent l'exception dans les pays que nous habitons. Répétons que la maladie nait après des étés brûlants et arides, alors que la vaporisation intense et continue léchant les marais et les flaques d'eau croupissantes, désséchant les puits et les ruisseaux, favorise au plus haut dégré la fermentation putride des substances organiques suspendues dans ces liquides ou en parsemant les fonds. Le miasme dyssentérique naît sans doute de cet ensemble de circonstances; il paraît donc être produit dans des conditions à peu près semblables à celles qui fournissent la „Malaria.“

Rapprochées, liées l'une à l'autre par les rapports de causalité les plus étroits, l'affection dyssentérique et le mal paludéen fleurissent endémiquement et de pair dans tous les pays à la fois chauds et marécageux.

Une fois développée, c'est dans la *contagion* que la dyssenterie de nos pays puise ses plus puissantes sources de vitalité, c'est-à-dire de propagation. Peu de médecins, je pense, voudraient encore discuter la contagiosité de la dyssenterie. Tissot déjà a parlé de ce fait comme n'admettant plus le doute.

Dans sa monographie si sobre, si lucide et si complète, publiée dans le grand ouvrage de Virchow, le professeur Bamberger n'a pas osé affirmer cette contagiosité. C'est ce qui a motivé de ma part les excès de détails auxquels je me suis livré, faits qui pour moi parlent hautement en faveur de cette cause de propagation et doivent la fixer irrévocablement.

J'ai déjà dit que le ferment dyssentérique me paraissait avoir pour soutien les déjections des malades. Je crois cependant que la présence seule d'un dyssentérique n'est pas indifférente pour son entourage, que ce n'est pas chose absolument égale que de toucher à ses effets, à ses literies, à des personnes ou objets ayant été avec lui en communication immédiate ou d'éviter de pareils contacts; car les corpuscules contagifères ont pu se fixer sur les objets à leur portée; il se peut que leur nature intime en permette la suspension, à la vérité limitée, dans l'atmosphère immédiate du malade ou dans les liquides environnants.

Mais enfin ce sont là des problèmes non résolus encore. Monsieur Chauveau qui a déjà tant éclairé ces questions pour la variole et la vaccine arrivera à des résultats, il faut l'espérer, pour leurs analogues.

La puissance de contagion, l'intensité et la léthalité plus ou moins grandes de l'épidémie observée par moi ont été à peu près indépendantes de l'âge et du sexe de l'individu. Je penche cependant à penser que la disposition à la diarrhée, mieux prononcée chez les enfants, a eu pour conséquence d'élever à un chiffre relativement plus considérable le nombre des enfants atteints.

Quant au contingent des causes occasionelles, il est à peu près le même dans toutes les maladies à infection. Ce sont l'inobservation des règles les plus élémentaires de l'hygiène, telle qu'une nourriture insuffisante, détériorée, ou de qualité inférieure, ou bien les excès; l'usage d'eaux corrompues, peuplées de matières organiques en voie de décomposition, ou ayant longtemps séjourné dans des réservoirs placés dans les étables ou des habitations infectées d'odeurs malsaines; le séjour de familles entières avec les animaux domestiques dans des demeures étroites, fraîches et peu aérées, l'encombrement et la malpropreté en résultant; l'exposition au froid humide et à des changements brusques de température; une diarrhée actuelle ou une propension aux flux de ce genre; c'est enfin et cette dernière cause touche à la contagion, c'est la fréquentation des malades ou de leur entourage habituel.

Ce qui veut dire que les individus vivant dans d'excellentes conditions, ne jouissent nonobstant que d'une immunité très-restreinte, s'ils séjournent bien entendu près d'un foyer de contagion.

De tout temps le public a voulu trouver une des causes occasionnelles ou productrices les plus ordinaires de la maladie dans la consommation des fruits. Il persiste à faire à ces derniers un procès déjà plaidé et gagné au siècle dernier par Tissot. Inutile donc d'ajouter que le nombre d'arbres fruitiers de la commune d'Asselborn se réduit à une douzaine ou deux de sujets malingres et stériles.

Nous avons vu que la nature de la maladie est une, quelles qu'en soient l'intensité et la durée. C'est toujours la dyssenterie *épidémique* et contagieuse de nos climats, *endémique* des pays chauds. Aussi n'est-ce qu'en considération de son intensité et de sa gravité plus ou moins considérables que les auteurs ont pu distinguer des formes diverses et des variétés.

Toute classification basée sur la prédominance de tel ou tel ordre de symptômes doit être rejetée comme trop étroite. Prenant appui sur un accident et non sur la nature même de la maladie, susceptible de modifications à chaque épidémie nouvelle, elle n'est bonne qu'à induire en erreur le médecin qui s'y conformerait.

La *dyssenterie sporadique* dans le sens usité du mot n'est qu'une procto-colite guérissant ordinairement avec facilité et n'ayant avec la dyssenterie spécifique d'autre analogie que n'en a avec le choléra indien le choléra d'Europe. Il est permis néanmoins de concevoir des conditions dans lesquelles le ferment organique dyssentérique, né sous l'influence d'un concours donné de circonstances, n'affectant primitivement qu'un seul individu s'épuise sur celui-ci. La dyssenterie sporadique n'est admissible qu'à ce seul point de vue.

Mais quand tout élément de dyssenterie fera défaut, l'on se gardera de confondre avec elle les processus morbides consécutifs, quelquefois observés dans la plupart des maladies infectieuses, les fièvres typhoïde et puerpérale, la scarlatine, la rougeole, le choléra et même le rhumatisme articulaire. Ils ont avec elle un air de famille, une proche parenté peut-être qui frappent le moins clairvoyant; l'avenir réussira sans doute à préciser ces rapports analogiques ou généalogiques que nous ne pouvons encore que constater.

En revanche l'expérience a fait voir qu'aucune maladie existante ne met l'individu à l'abri de la contagion dyssentérique.

L'unité de nature de la maladie démontrée, voyons les formes qu'il est loisible d'admettre.

Théoriquement et tout comme dans l'affection diphtéritique, il est certes permis, il est nécessaire même de distinguer deux formes nettement définies de la maladie; cliniquement cette distinction n'est possible que pour autant que l'on aie égard à la composition des selles surtout et à l'ensemble des symptômes considérés au début et suivis jusqu'à l'évolution complète et terminale de l'affection.

Ou le ferment dyssentérique se multipliant et s'étendant à la surface du gros intestin, s'arrête aux points directement et primitivement atteints, tout comme certains cas de peste sont limités à la formation des bubons, sans infection générale, comme on a des scarlatines se réduisant à une angine légère, des fièvres typhoïdes ambulatoires dans lesquelles probablement toute la maladie reste limitée à des lésions de plaques, comme il y a des chancres mous non infectants etc., etc.; il n'y a pas d'infection générale et la maladie reste localisée et superficielle, *c'est la dyssenterie croupale* plus ou moins intense.

Ou bien le germe dyssentérique se répandant d'abord à la surface du gros intestin y détermine des changements organiques et fonctionnels particuliers suivis bientôt de l'absorption directe ou indirecte des liquides infectieux. Entraînés par la circulation ces liquides infectent l'économie entière en s'y multipliant; ils viennent bientôt s'accuser par la production de localisations morbides plus graves et plus profondes, soit aux endroits primitivement affectés, soit dans d'autres organes, le vagin, la bouche, plus rarement généralisées : *c'est la dyssenterie diphtéritique.*

Si je me suis servi des adjectifs différentiels de *croupal* et *diphtéritique*, c'est en considération de leur application analogue dans l'affection diphtéritique et parce que tout terme nouveau serait prématuré; puisque pour être juste il devrait préjuger la nature intime de la maladie, nature trop peu nettement déterminée pour le moment.

Pour mieux faire ressortir la distinction que je viens d'établir qu'il me soit permis d'invoquer quelques rapports de similitude existant entre la diphtérie et l'affection dont il s'agit.

Ce n'est pas sur la tendance particulière à ces deux maladies aux productions pseudomembraneuses et au sphacèle que j'insisterai; puisque nous voyons la même chose arriver dans la scarlatine, la maladie puerpérale etc.; tout comme le noma contagieux (Taupin) pour être plus fréquemment consécutif à la scarlatine et à la rougeole, n'est pas sans suivre quelquefois la variole, l'affection paludéenne et la dyssenterie.

Mais il y a tout lieu d'admettre que l'affection diphtéritique aussi est une maladie primitivement localisée, immédiatement occasionnée par l'action sur la muqueuse ou pharyngienne des sporules cryptogamiques de l'oïdium albicans (Barbosa de Lisbonne). Aussi longtemps que l'exsudat n'occupant encore que la surface de la muqueuse, ne se présente que comme lésion locale, avec possibilité ou imminence d'infection générale, l'affection doit être appelée croupale et peut céder à une médication locale parasiticide. Mais qu'un fort engorgement des ganglions perimaxillaires, la profondeur des lésions organiques, leur généralisation quelquefois viennent dénoter une absorption du germe morbigène, nous nous trouverons placés en présence d'une „diphtérie“ proprement dite et toute médication exclusivement locale sera vainement mise en œuvre. Je prétends que la trachéotomie seule et la plus habilement exécutée ne saurait empêcher de mourir l'enfant atteint de croup infectant, c'est-à-dire de diphtérie.

Le croup et la diphtérie sont donc deux formes de l'affection diphtéritique, toutes deux contagieuses, épidémiques et susceptibles respectivement de s'engendrer. Vérités en tous points applicables à la dyssenterie.

Ces considérations nous amènent à discuter la prophilaxie et le traitement de la maladie. Mon expérience personnelle m'ayant fort peu appris à cet égard, je serai bref; ma notice a du reste déjà dépassé les proportions d'étendue que j'avais compté lui donner.

Se conformer à son genre de vie habituel et aux préceptes de l'hygiène, fuir les localités et les individus contaminés, lorsque cette fuite n'est pas incompatible avec le devoir, voilà les conseils que je donnerais à qui voudrait en accepter.

Désinfection fréquente des appartements, du linge et des literies, des fosses d'aisance, des vases et des utensiles ayant servi aux malades, prompt et profond enterrement de leurs déjections, aération répétée des habitations, lotions multipliées et au savon des mains, usage d'une eau garantie pure et saine, régime ordinaire, voilà ce que je n'ai cessé de prêcher dans les familles que la maladie venait éprouver.

Comblement des marais et des flaques stagnantes, emplacement convenable des lieux et des fosses à fumier, écoulement facile et par suite, utilisation des eaux sâles, isolement absolu des fontaines, propreté partout et en tout, ce sont là des conseils faciles à donner, faciles à mettre en pratique, mais que pourront seuls réaliser des règlements conformes aux nécessités locales, peut-être spéciaux pour chaque commune, règlements dont la mise en exécution serait confiée à une commission de surveillance centrale convaincue, active et rigoureuse.

A ceux qui mettent en question l'efficacité de pareilles mesures je n'ai qu'à citer la Turquie et l'Egypte. Ces deux pays si éprouvés jadis par la peste, sont épargnés ou à peu près depuis la promulgation d'ordonnances sanitaires.

Appelé au début ou dans les premiers jours de la maladie, je prescrivais ordinairement un purgatif doux, soit l'huile de ricin, soit une décoction de manne et de tamarin, ou bien des poudres de calomel.

Mon intention était de débarasser le corps des féces, des gaz fétides ainsi que des productions dyssentériques actuellement retenues et souvent accumulées dans le tractus intestinal. La rétention prolongée de ces matières dans l'intestin, leur corruption progressive et leur résorption partielle peut-être auraient constitué une cause d'irritation et une nouvelle source d'infection; elles auraient conséquemment contribué à exagérer les douleurs coliquatives et le ténesme.

Alors que la maladie ayant duré quelque temps, dix ou quinze jours p. ex., je soupçonnais la présence de féces, je faisais encore prendre une cuillerée ou deux d'huile de palma Christi. J'ai toujours estimé l'irritation occasionnée par cette dernière inférieure à celle qu'aurait produit la rétention des matières fécales.

Soit par hasard, soit que la maladie fût plus intense au début de l'épidémie, je n'ai eu guère à me louer ni de l'ipéca à dose vomitive (méthode brésilienne), ni du calomel à dose altérante, ni des diverses combinaisons empiriques de ces deux médicaments. Leur emploi ne m'ayant fait récolter que des revers, je fus bientôt obligé d'y renoncer.

Il en a été de même pour les purgatifs spéciaux et les drastiques. Le sulfate de soude ne m'a pas paru mériter la réputation que lui a faite Trousseau. Si je n'ai pas essayé la rhubarbe, tour à tour prônée par les praticiens les plus sérieux du siècle dernier, c'est que j'eusse été obligé d'en recommencer l'expérimentation. Car qui croire, de Tralles qui ordonnait cette racine au début, de Dégner qui l'a prescrite dans toutes les périodes, ou de Zimmermann qui la conseillait au déclin et alors que les déjections n'étaient déjà plus teintes de sang?

La même réflexion concerne la liste des autres purgatifs et drastiques : les sels neutres, le jalap, la coloquinthe, la gomme-gutte, l'huile de croton tiglium, etc., etc.

Quoiqu'ayant la conviction de l'utilité des grands lavements tièdes fréquemment réitérés, et poussés à travers un tube flexible jusqu'au fond du gros intestin, je n'ai pu songer à y avoir recours, leur application nécessitant des mains habiles ou exercées.

Mes convictions ne me permettant d'admettre l'explication de l'école de Bretonneau qui en prescrivant les drastiques veut remplacer par une inflammation artificielle, l'inflammation (sic) spécifique de la dyssenterie, découragé aussi par les mécomptes du commencement, je ne pouvais conserver pour la méthode évacuante qu'un sentiment de répulsion largement partagé par les malades. A la suite et quand je prescrivais le calomel ce n'est pas l'action spécifique de ce médicament que je tentai de produire ; pour cela il eût fallu ne pas m'arrêter à une ou deux doses. Ni l'effet irritant substitutif, puisque l'irritation, faible d'ailleurs, produite par cet agent reste limitée à l'estomac et à l'intestin grêle, et qu'elle se réduit à une hypersécrétion des follicules muqueux et à des évacuations peu intenses.

Convenons cependant que dans la dyssenterie des pays chauds l'action élective du mercure doux pour le foie pourra être très-avantageusement mise à profit.

Je prescrivais donc ce médicament dans la seule intention de solliciter sans irriter une ou deux évacuations, tout comme me les eussent données les laxatifs désignés plus haut.

Les amers, les toniques amers et les tétaniques (noix-vomique), les astringents végétaux essayés çà et là dans le cours de la maladie ne m'ont jamais paru lui imprimer une marche plus favorable. Les astringents minéraux ont dénoté une vertu locale incontestablement utile.

N'ayant mis en usage ni les acides minéraux, ni les préparations chlorées, iodées ou soufrées, ni les balsamiques (créosote), je ne puis formuler un jugement sur les médicaments dits antiputrides.

La médication qui m'a paru être suivie du plus grand nombre de succès est à une légère différence près, celle préconisée par le professeur Bamberger. C'est celle-là aussi que j'ai le plus fréquemment instituée et que je recommande pour le moment à ceux de mes collègues qui seraient dans le cas de devoir soigner des dyssentériques.

Mais disons d'abord et en deux mots les règles diététiques que nous recommandons. Celles-ci sont d'une importance capitale et beaucoup de malades, j'en ai la conviction, ont dû leur rétablissement au régime exclusivement.

Le repos au lit dans un appartement modérément chauffé et l'abstention de toute nourriture solide sont des prescriptions à l'observation stricte desquelles j'attache une importance absolue. Quand les circonstances empêchent d'entretenir un certain degré de température, je conseille, afin d'éviter tout refroidissement, la conservation au lit des bas ou des chaussettes, quelquefois même d'une partie des vêtements. Le ventre surtout sera tenu chaud.

Aux individus affaiblis, aux vieillards et aux nourrissons je permets l'usage de lait doux coupé d'eau légèrement sucrée et de petits bouillons de volaille ou de mouton; la généralité des patients se contentera de boissons mucilagineuses, d'eau-de-riz, d'orge, de tisane de graines de lin ou de guimauve, d'eau panée ou sucrée. Toutes ces boissons devront être prises tièdes et à petites gorgées. Quand la soif est par trop intense je concède volontiers de l'eau adoucie au sirop de coin ou de framboise, de la limonade ou de l'eau légèrement défraîchie.

Sévère à l'égard des convalescents je ne procède que très-graduellement des mets liquides aux demi-liquides et aux solides, multipliant les repas, et n'accordant chaque fois qu'un minimum de nourriture.

Règle générale, ne reconstituez vos convalescents qu'avec des aliments donnant le moins possible de résidus fécaux.

N'ayant fait, à vrai dire que de la médecine de symptômes, il serait oiseux d'en détailler toutes les particularités. — Le tube intestinal bien débarassé des féces, je tâchais d'en calmer la douleur et l'irritation spasmodiques. Dans cette intention, je prescrivais une très-léger infusé de racine du Brésil, rendu mucilagineux ou aromatisé, et additionné de telle ou telle préparation opiacée. Quelquefois l'eau de laurier-cerise me fournissait un adjuvant merveilleusement indiqué.

La dose d'opium étant relative et déterminable par la spécialité du cas, le lecteur n'a pas à craindre l'injure d'une formule.

Quand ils étaient supportés, les cataplasmes chauds et émollients, fréquemment renouvelés sur l'abdomen contribuaient avantageusement à l'apaisement des mêmes symptômes.

Voilà pour les formes bénignes de la maladie.

Les symptômes s'annonçaient-ils avec une intensité croissante ou faisant craindre une forme grave, j'instituai la même médication aidée du nitrate d'argent, quelquefois du perchlorure de fer liquide, en applications locales.

Ces deux agents thérapeutiques doivent être administrés en solution par quarts de lavement à répéter plusieurs fois dans les 24 heures.

Les clystères devront être glissés immédiatement après une garderobe, avec recommandation au malade de les conserver le plus longtemps possible. Quelques gouttes de teinture d'opium qu'on aura soin d'y adjoindre les feront infiniment mieux tolérer.

La quantité de pierre infernale généralement employée était de 10 à 20 centigrammes par quart de lavement; quelquefois je restais au-dessous de cette proportion, rarement j'ai cru devoir la dépasser.

Quand l'aspect et l'odeur des selles faisaient présumer un processus gangréneux, quand hémorrhagie s'en suivait, je substituai au sel d'argent le perchlorure de fer liquide ordinaire, à la dose de 1 à 3 grammes pour un quart de lavement.

Ces clystères n'étaient ni d'une application aussi impossible, ni aussi difficilement gardés que veut bien l'insinuer la plupart des auteurs. Quoiqu'il en soit, ils sont d'un emploi logique et d'une efficacité réelle.

Toute anomalité ou complication devra être combattue par les moyens appropriés, sans jamais perdre de vue l'affection principale.

Ne terminons pas cet abrégé thérapeutique sans relever deux modificateurs, l'acétate de plomb et l'eau de chaux. L'emploi interne et externe m'en a été franchement utile et contre certaines prolongations de la diarrhée dûes à des réliquats persistant après la maladie, et dans l'unique dyssenterie chronique observée.

Je crois que la dyssenterie est une maladie de nature parasitaire. Depuis l'épidémie que je viens d'esquisser et fort de ma conviction, j'ai prescrit l'*arsenic* dans les deux seules dyssenteries que j'ai eu occasion de soigner. Celles-ci étaient-elles de nature épidémique, il ne m'est pas permis de l'affirmer. Le fait est qu'elles ont été régulières et qu'elles se terminèrent sans préjudice aucun pour la santé. Le cas se présenterait encore que j'essaierais les préparations arsénicales intus et extra. Mais je me souviendrais que si le succès même n'autorise à aucune conclusion dans des affections d'une nature aussi peu égale, les revers non plus ne doivent trop nous décourager; au pis-aller, je produirais devant ma conscience médicale alarmée le témoignage à décharge suivant, que me fournit l'excellent Compendium de Wunderlich : „Die Ausgänge der Krankheit „werden *vorzüglich* durch den Charakter der Epidemie bestimmt, „und während häufig sehr gutartige Dyssenterien die Mehrzahl „der Erkrankungen bilden, so kommen zu andern Zeiten die bösar-„tigen Formen *bei der besten Pflege* überwiegend vor."

Wilwerwiltz, le 1er février 1869.

www.ingramcontent.com/pod-product-compliance
Lightning Source LLC
LaVergne TN
LVHW050501160826
845677LV00003B/877